Recetas Cotidianas Para La Dieta Cetogénica 2021

Recetas Cetogénicas Rápidas Y Sabrosas Para
Aumentar La Quema De Grasa Y La Pérdida De Peso

Allison Rivera
Lola Delgado

Tabla de contenido

BATIDOS Y RECETAS DE DESAYUNO

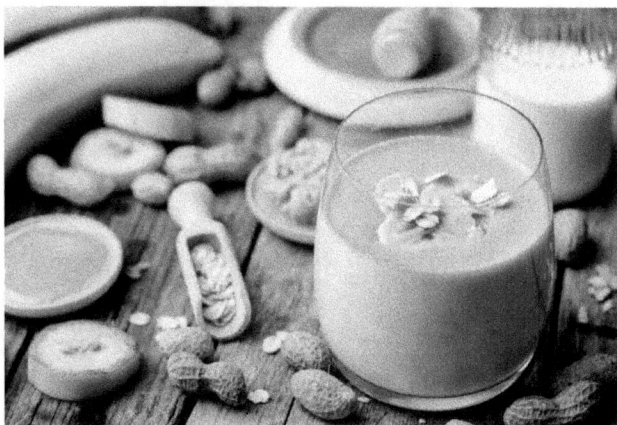

Chaffle de arándanos rápido y fácil

Tiempo de preparación: 15 minutos

Porciones: 2

ingredientes:

- 1 huevo, ligeramente batido
- 1/4 de taza de arándanos
- 1/2 cucharadita de vainilla
- 1 oz de queso crema
- 1/4 cucharadita de polvo de hornear, sin gluten
- 4 cucharaditas de desviación
- 1 cucharada de harina de coco

Indicaciones:

1. Precalentar a tu fabricante de gofres.
2. En un tazón pequeño, mezcle la harina de coco, el polvo de hornear y desvíe hasta que esté bien combinado.
3. Agregue la vainilla, el queso crema, el huevo y la vainilla y bata hasta que se mezclen.
4. Rocíe el fabricante de gofres con spray de cocina.
5. Vierta la mitad de la masa en el fabricante de gofres calientes y cubra con 4-5 arándanos y cocine durante 4-5 minutos hasta que se doren. Repita con la masa restante.
6. Sirva y disfrute.

nutrición:

Calorías 135	Proteína 5 g
Grasa 8,2 g	Colesterol 97 mg
Carbohidratos 11 g	
Azúcar 2,6 g	

Chaffle de queso

crema de canela

Tiempo de preparación: 15 minutos

Porciones: 2

ingredientes:

- 2 huevos, ligeramente batidos
- 1 cucharadita de colágeno
- 1/4 cucharadita de polvo de hornear, sin gluten
- 1 cucharadita de edulcorante de frutas monje
- 1/2 cucharadita de canela
- 1/4 de taza de queso crema, suavizado
- Pizca de sal

Indicaciones:

1. Precalentar a tu fabricante de gofres.
2. Agregue todos los ingredientes en el tazón y bata usando la batidora de manos hasta que estén bien combinados.
3. Rocíe el fabricante de gofres con spray de cocina.
4. Vierta 1/2 masa en la olla caliente y cocine durante 3-4 minutos o hasta que se dore. Repita con la masa restante.
5. Sirva y disfrute.

nutrición:

Calorías 179	Azúcar 0,4 g
Grasa 14,5 g	Proteína 10,8 g
Carbohidratos 1,9 g	Colesterol 196 mg

Choco Chip

Calabaza Chaffle

Tiempo de preparación: 15 minutos

Porciones: 2

ingredientes:

- 1 huevo, ligeramente batido
- 1 cucharada de harina de almendras
- 1 cucharada de chips de chocolate sin endulzar
- 1/4 cucharadita de especia de pastel de calabaza
- 2 cucharadas de swerve
- 1 cucharada de puré de calabaza
- 1/2 taza de queso mozzarella rallado

Indicaciones:

1. Precalentar a tu fabricante de gofres.
2. En un bol pequeño, mezcle el huevo y el puré de calabaza.
3. Agregue la especia del pastel de calabaza, el swerve, la harina de almendras y el queso y mezcle bien.
4. Agregue las chispas de chocolate.
5. Rocíe el fabricante de gofres con spray de cocina.
6. Vierta la mitad de la masa en la olla caliente y cocine durante 4 minutos. Repita con la masa restante.
7. Sirva y disfrute.

<u>nutrición:</u>

Calorías 130

Grasa 9,2 g

Carbohidratos 5,9 g

Azúcar 0,6 g

Proteína 6,6 g

Colesterol 86 mg

Chaffles de canela

de manzana

Tiempo de preparación: 20 minutos

Porciones: 3

ingredientes:

- 3 huevos, ligeramente batidos
- 1 taza de queso mozzarella,rallado
- 1/4 de taza de manzana picada
- 1/2 cucharadita de edulcorante de frutas monje
- 1 1/2 cucharadita de canela
- 1/4 cucharadita de polvo de hornear, sin gluten
- 2 cucharadas de harina de coco

Indicaciones:

1. Precalentar a tu fabricante de gofres.
2. Agregue los ingredientes restantes y revuelva hasta que estén bien combinados.
3. Rocíe el fabricante de gofres con spray de cocina.
4. Vierta 1/3 de masa en la olla caliente y cocine durante 4 minutos o hasta que se dore. Repita con la masa restante.
5. Sirva y disfrute.

nutrición:

Calorías 142

Grasa 7,4 g

Carbohidratos 9,7 g

Azúcar 3 g

Proteína 9,6 g

Colesterol 169 mg

Chaffle de arce

Tiempo de preparación: 15 minutos

Porciones: 2

ingredientes:

- 1 huevo, ligeramente batido
- 2 claras de huevo
- 1/2 cucharadita de extracto de arce
- 2 cucharaditas de desviación
- 1/2 cucharadita de polvo de hornear, sin gluten
- 2 cucharadas de leche de almendras
- 2 cucharadas de harina de coco

Indicaciones:

1. Precalentar a tu fabricante de gofres.
2. En un tazón, batir las claras de huevo hasta que se formen picos rígidos.
3. Agregue el extracto de arce, el se desviar, el polvo de hornear, la leche de almendras, la harina de coco y el huevo.
4. Rocíe el fabricante de gofres con spray de cocina.
5. Vierta la mitad de la masa en la vajilla caliente y cocine durante 3-5 minutos o hasta que se dore. Repita con la masa restante.
6. Sirva y disfrute.

<u>nutrición:</u>

Calorías 122

Grasa 6,6 g

Carbohidratos 9 g

Azúcar 1 g

Proteína 7,7 g

Colesterol 82 mg

Choza de chocolate
con vainilla dulce

Tiempo de preparación: 10 minutos

Porciones: 1

ingredientes:

- 1 huevo, ligeramente batido
- 1/4 cucharadita de canela
- 1/2 cucharadita de vainilla
- 1 cucharada de desviación
- 2 cucharaditas de cacao en polvo sin endulzar
- 1 cucharada de harina de coco
- Queso crema de 2 oz, suavizado

Indicaciones:

1. Agregue todos los ingredientes en el tazón pequeño y mezcle hasta que estén bien combinados.
2. Rocíe el fabricante de gofres con spray de cocina.
3. Vierta la masa en el fabricante de gofres calientes y cocine hasta que se dore.
4. Sirva y disfrute.

<u>nutrición:</u>

Calorías 312	Azúcar 0,8 g
Grasa 25,4 g	Proteína 11,6 g
Carbohidratos 11,5 g	Colesterol 226 mg

Choco Chip Limon

Chaffle

Tiempo de preparación: 15 minutos

Porciones: 2

ingredientes:

- 2 huevos, ligeramente batidos
- 1 cucharada de chips de chocolate sin endulzar
- 2 cucharaditas de desviación
- 1/2 cucharadita de vainilla
- 1/2 cucharadita de extracto de limón
- 1/2 taza de queso mozzarella rallado
- 2 cucharaditas de harina de almendras

Indicaciones:

1. Precalentar a tu fabricante de gofres.
2. En un tazón, bate huevos, se desvia, vainilla, extracto de limón, queso y harina de almendras.
3. Agregue las chispas de chocolate y revuelva bien.
4. Rocíe el fabricante de gofres con spray de cocina.
5. Vierta 1/2 de la masa en la vajilla caliente y cocine durante 4-5 minutos o hasta que se dore. Repita con la masa restante.
6. Sirva y disfrute.

nutrición:

Calorías 157

Grasa 10,8 g

Carbohidratos 5.4 g

Azúcar 0,7 g

Proteína 9 g

Colesterol 167 mg

Batido de arándanos de jengibre de manzana

Tiempo de preparación: 5 minutos Tiempo de cocción: 5 minutos Servir: 2

ingredientes:

- 1/2 manzana
- 1 cucharadita de aceite MCT
- 1/2 cucharada de colágeno en polvo
- 1 cucharadita de jengibre
- 1 taza de leche de coco sin endulzar
- 1/2 taza de yogur de coco
- 15 arándanos

Indicaciones:

1. Agregue todos los ingredientes a la licuadora y licúe hasta que estén suaves.
2. Sirva y disfrute.

Valor nutricional (cantidad por porción):

Calorías 169

Grasa 15 g

Carbohidratos 5 g

Azúcar 2 g

Proteína 4 g

Colesterol 5 mg

Chaffle de mantequilla de maní Mozzarella

Tiempo de preparación: 15 minutos

Porciones: 2

ingredientes:

- 1 huevo, ligeramente batido
- 2 cucharadas de mantequilla de maní
- 2 cucharadas de swerve
- 1/2 taza de queso mozzarella rallado

Indicaciones:

1. Precalentar a tu fabricante de gofres.
2. En un tazón, mezcle el huevo, el queso, el swerve y la mantequilla de maní hasta que estén bien combinados.
3. Rocíe el fabricante de gofres con spray de cocina.
4. Vierta la mitad de la masa en el fabricante de gofres calientes y cocine durante 4 minutos o hasta que se dore. Repita con la masa restante.
5. Sirva y disfrute.

nutrición:

Calorías 150

Grasa 11,5 g

Carbohidratos 5.6 g

Azúcar 1,7 g

Proteína 8,8 g

Colesterol 86 mg

Batido de arándanos de queso

Tiempo de preparación: 5 minutos Tiempo de cocción: 5 minutos Servir: 1

ingredientes:

- 1 taza de leche de almendras sin endulza
- 1/2 taza de hielo
- 1/4 cucharadita de vainilla
- 5 gotas de stevia líquida
- 1 cucharada de proteína de vainilla en polvo
- 1/3 taza de arándanos
- 2 oz de queso crema

Indicaciones:

1. Agregue todos los ingredientes a la licuadora y licúe hasta que estén suaves.
2. Sirva y disfrute.

Valor nutricional (cantidad por porción):

Calorías 380

Grasa 23,5 g

Carbohidratos 6.1 g

Azúcar 5,3 g

Proteína 32,7 g

Colesterol 64 mg

Chaffle sándwich de mantequilla de maní

Tiempo de preparación: 15 minutos

Porciones: 1

ingredientes:

Para el chaffle:

- 1 huevo, ligeramente batido
- 1/2 taza de queso mozzarella rallado
- 1/4 cucharadita de espresso en polvo
- 1 cucharada de chips de chocolate sin endulzar
- 1 cucharada de desviación
- 2 cucharadas de cacao en polvo sin endulzar

Para el llenado:

- 1 cucharada de mantequilla, suavizada
- 2 cucharadas de swerve
- 3 cucharadas de mantequilla cremosa de maní

Indicaciones:

1. Precalentar a tu fabricante de gofres.
2. En un tazón, mezcle el huevo, el espresso en polvo, las chispas de chocolate, el swerve y el cacao en polvo.
3. Agregue el queso mozzarella y revuelva bien.

4. Rocíe el fabricante de gofres con spray de cocina.

5. Vierta 1/2 de la masa en la vajilla caliente y cocine durante 3-4 minutos o hasta que se dore. Repita con la masa restante.

6. Para llenar: En un tazón pequeño, mezcle la mantequilla, el descaro y la mantequilla de maní hasta que quede suave.

7. Una vez que los azafles están frescos, luego extienda la mezcla de relleno entre dos rozaduras y colóquela en la nevera durante 10 minutos.

8. Corta el sándwich de chaffle por la mitad y sirve.

nutrición

:

Calorías 190

Grasa 16,1 g

Carbohidratos 9,6 g

Azúcar 1,1 g

Proteína 8,2 g

Colesterol 101 mg

Choza de chocolate cherry

Tiempo de preparación: 10 minutos
Porciones: 1

ingredientes:

- 1 huevo, ligeramente batido
- 1 cucharada de chips de chocolate sin endulzar
- 2 cucharadas de relleno de pastel de cereza sin azúcar
- 2 cucharadas de crema para batir pesada
- 1/2 taza de queso mozzarella rallado
- 1/2 cucharadita de polvo de hornear, sin gluten
- 1 cucharada de desviación
- 1 cucharada de cacao en polvo sin endulzar
- 1 cucharada de harina de almendras

Indicaciones:

1. Precalentar al fabricante de gofres.
2. En un tazón, mezcle el huevo, el queso, el polvo de hornear, el se desviado, el cacao en polvo y la harina de almendras.
3. Rocíe el fabricante de gofres con spray de cocina.
4. Vierta la masa en el fabricante de gofres calientes y cocine hasta que se dore.
5. Cubra con relleno de pastel de cereza, crema de batir pesada, y chips de chocolate y sirva.

nutrición:

Calorías 264
Grasa 22 g
Carbohidratos 8,5 g

Azúcar 0,5 g
Proteína 12,7 g
Colesterol 212 mg

RECETAS DE CERDO, CARNE DE RES Y CORDERO

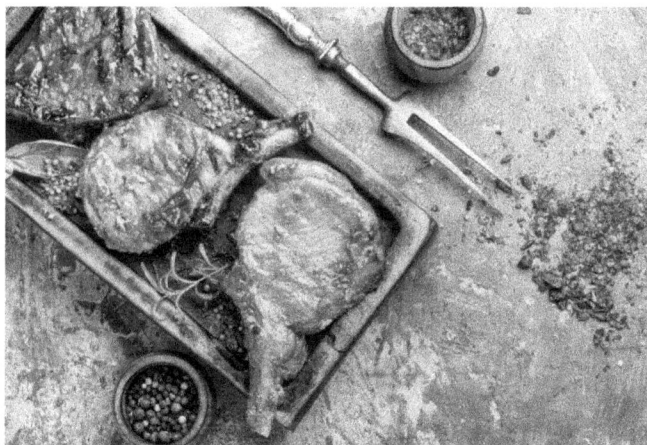

Chuletas de cerdo

Pan Fry

Tiempo de preparación: 10 minutos Tiempo de cocción: 8 minutos

Saque: 4

ingredientes:

- 4 chuletas de cerdo, deshuesadas
- 2 cucharadas de aceite de oliva
- 1/4 cucharadita de cebolla en polvo
- 1/4 cucharadita de ajo en polvo
- 1/4 cucharadita de pimienta
- sal

Indicaciones:

Caliente el aceite en la sartén de hierro fundido a fuego alto.

1. Sazona las chuletas de cerdo con ajo en polvo, cebolla en polvo, pimienta y sal.
2. Chuletas de cerdo sear en aceite caliente unos 3-4 minutos a cada lado.
3. Sirva y disfrute.

Valor nutricional (cantidad por porción):

Calorías 317	Azúcar 0,1 g
Grasa 26 g	Proteína 18 g
Carbohidratos 0,3 g	Colesterol 69 mg

RECETAS DE MARISCOS Y PESCADOS

Pez búfalo

Servicios: 3

Tiempo de

preparación: 20

minutos

Ingredientes

* 3 cucharadas de mantequilla

* 1/3 taza de salsa Franks Red Hot

* 3 filetes de pescado

* Sal y pimienta negra, al gusto

* 1 cucharadita de ajo en

polvo

1. Caliente la mantequilla en una sartén grande y agregue filetes de pescado.
2. Cocine durante unos 2 minutos a cada lado y agregue sal, pimienta negra y ajo en polvo.
3. Cocine durante aproximadamente 1 minuto y

agregue la salsa Franks Red Hot.

4. Cubra con la tapa y cocine durante unos 6 minutos a fuego lento.

5. Despache en un plato para servir y sirva caliente.

Cantidad nutricional por porción

Calorías 342

Grasa total 22.5g 29%

Grasa saturada 8.9g 44%

Colesterol 109mg 36%

Sodio 254mg 11%

Carbohidratos totales 0.9g

0% Fibra dietética 0.1g 0%

Azúcares totales

0.2g Proteína

34.8g

Vieiras con mantequilla

Servicios: 6

Tiempo de

preparación: 15

minutos

Ingredientes

- 4 cucharadas de romero fresco, picado

- 4 dientes de ajo picados

- 2 libras de vieiras marinas

- Sal y pimienta negra, al gusto

- 1/2 taza de

mantequilla

Indicaciones

1. Sazona las vieiras de mar con sal y pimienta negra.
2. Ponga mantequilla, romero y ajo a fuego medio-alto en una sartén.
3. Saltee durante unos 2 minutos y agregue las vieiras de mar sazonadas.
4. Cocine durante unos 3 minutos por lado y sirva caliente.

Cantidad nutricional por porción

Calorías 279   Grasa total 16.8g 22%

Grasa saturada 10g 50% Colesterol 91mg 30%

Sodio 354mg 15%

Carbohidratos totales 5.7g 2%

Fibra dietética 1g 4% Azúcares totales 0g Proteína 25.8g

Camarones de ajo

Tiempo de preparación: 5 minutos Tiempo de cocción:

15 minutos

Saque: 4

ingredientes:

- 1 libra de camarón pelado y desveinado
- 1 cucharadita de perejil picado
- 2 cucharadas de jugo de limón
- 5 dientes de ajo picados
- 3 cucharadas de mantequilla
- sal

Indicaciones:

1. Derretir la mantequilla en una sartén a fuego alto.
2. Agregue los camarones en la sartén y cocine durante 1 minuto. Sazona con sal.
3. Revuelva y cocine los camarones hasta que se vuelvan rosados.
4. Agregue el jugo de limón y el ajo y cocine durante 2 minutos.
5. Gire el fuego a medio y cocine durante 4 minutos más.
6. Decorar con perejil y servir.

Valor nutricional (cantidad por porción):

Calorías 219

Grasa 10,6 g

Carbohidratos 3.2 g

Azúcar 0,2 g

Vieiras de limón ajo

Servicios: 6

Tiempo de

preparación: 30

minutos

Ingredientes

- 2 libras de vieiras

- 3 dientes de ajo picados

- 5 cucharadas de mantequilla, dividida

- Hojuelas de pimiento rojo, sal kosher y pimienta negra

- 1 limón, ralladura y jugo

Directions

6.   Caliente 2 cucharadas de mantequilla a fuego medio en una sartén grande y agregue vieiras, sal kosher y pimienta negra.
7.   Cocine durante unos 5 minutos por lado hasta que estén dorados y transfiéralo a un plato.
8.   Caliente la mantequilla restante en una sartén y agregue el ajo y las hojuelas de pimiento rojo.
9.   Cocine durante aproximadamente 1 minuto y agregue el jugo de limón y la ralladura
10. Devuelve las vieiras a la sartén y revuelve bien.
11. Despacha en un plato y sirve caliente..

Cantidad nutricional por porción

Calorías 224

Grasa total 10.8g 14%

Grasa saturada 6.2g 31%

Colesterol 75mg 25%

Sodio 312mg 14% Total

Carbohidratos 5.2g 2%

Fibra dietética 0.4g 1%

Azúcares totales

0.3g Proteína

25.7g

Bacalao parmesano de ajo

Servicios: 6

Tiempo de preparación: 35

minutos Ingredientes

- 1 cucharada de aceite de oliva virgen extra

- 1 (21/2) libra de filete de bacalao

- 1/4 de taza de queso parmesano, finamente rallado

- Sal y pimienta negra, al gusto

- 5 dientes de ajo,

picados

1. Precaliente el horno a 4000F y engrase un molde para hornear con spray de cocina.
2. Mezcle el aceite de oliva, el ajo, el queso parmesano, la sal y la pimienta negra en un tazón.
3. Marinar los filetes de bacalao en esta mezcla durante aproximadamente 1 hora.
4. Transfiéralo al plato para hornear y cúbrelo con papel de aluminio.
5. Colóquelo en el horno y hornee durante unos 20 minutos.
6. Retirar del horno y servir caliente.

Cantidad nutricional por porción

Calorías 139	Carbohidratos totales 1g
Grasa total 8g	0% Fibra dietética 0.1g
10%	0% Azúcares totales 0g
Grasa saturada 1.7g 8%	Proteína 16.3g
Colesterol 37mg 12%	
Sodio 77mg 3%	

Camarón espinaca Alfredo

Tiempo de preparación: 10 minutos Tiempo de
cocción: 15 minutos

Servir: 2

ingredientes:

- 1/2 lb de camarón, desveinado
- 2 dientes de ajo picados
- 2 cucharadas de cebolla picada
- 1 taza de espinacas frescas picadas
- 1/2 taza de crema pesada
- 1 cucharada de mantequilla
- pimienta
- sal

Indicaciones:

1. Derretir la mantequilla en una sartén a fuego medio.
2. Agregue la cebolla, el ajo y el camarón en la sartén y saltee durante 3 minutos.
3. Agregue los ingredientes restantes y cocine a fuego lento durante 7 minutos o hasta que estén cocidos.
4. Sirva y disfrute.

Valor nutricional (cantidad por porción):

Calorías 300

Grasa 19 g

Carbohidratos 5 g

Azúcar 0,5 g

Proteína 27 g

Colesterol 295 mg

COMIDAS SIN CARNE

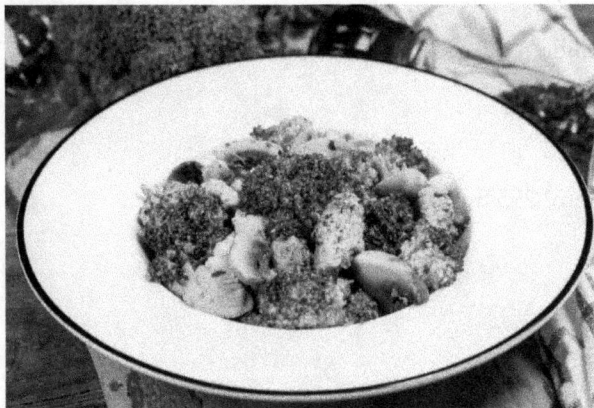

Arroz de brócoli de coliflor

Tiempo de preparación: 10 minutos Tiempo de cocción: 8 minutos Servir: 4

ingredientes:

- 1 taza de brócoli, procesa en arroz
- 3 tazas de arroz de coliflor
- 1/4 de taza de queso mascarpone
- 1/2 taza de queso parmesano rallado
- 1/8 cucharadita de canela molida
- 1/4 cucharadita de ajo en polvo
- 1/4 cucharadita de cebolla en polvo
- 1/4 cucharadita de pimienta
- 1 cucharada de mantequilla, derretida
- 1/2 cucharadita de sal

Indicaciones:

1. En un tazón a prueba de calor, mezcle la coliflor, la nuez moscada, el ajo en polvo, la cebolla en polvo, la mantequilla, el brócoli, la pimienta y la sal y el microondas durante 4 minutos.
2. Revuelva bien y microondas durante 2 minutos más.
3. Agregue el queso y el microondas durante 2 minutos.
4. Agregue el queso mascarpone y revuelva hasta que se vea cremoso.
5. Sirva y disfrute.

Valor nutricional (cantidad por porción):

Calorías 135

Grasa 10 g

Carbohidratos 6 g

Azúcar 2 g

Proteína 8 g

Colesterol 30 mg

SOPAS,
GUISOS Y
ENSALADAS

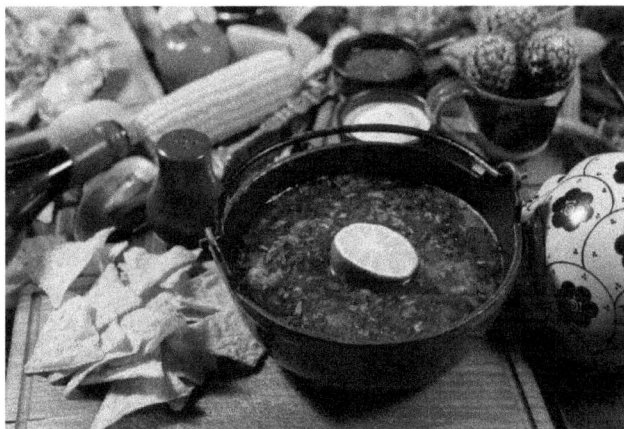

Sopa de carne de repollo abundante

Tiempo de preparación: 10 minutos Tiempo de cocción: 45 minutos Servir: 10

ingredientes:

- 2 libras de carne molida
- 4 tazas de caldo de pollo
- 10 oz de tomates Rotel cortados en cubos
- 3 cubo de caldo
- 1 cabeza grande de repollo, picada
- 1/2 cucharadita de polvo de comino
- 2 dientes de ajo picados
- 1/4 de cebolla cortada en cubos
- pimienta
- sal

Indicaciones:

1. Dore la carne en sartén a fuego medio.
2. Agregue la cebolla y cocine hasta que se ablande.
3. Transfiera la mezcla de carne a la olla de caldo.
4. Agregue los ingredientes restantes a la olla de caldo revuelva bien y lleve a hervir a fuego alto.
5. Gire el fuego a medio-bajo y cocine a fuego lento

durante 45 minutos.

Valor nutricional (cantidad por porción):

Calorías 260

Grasa 18 g

Carbohidratos 5 g

Azúcar 2 g

Proteína 15 g

Colesterol 64 mg

BRUNCH y CENA

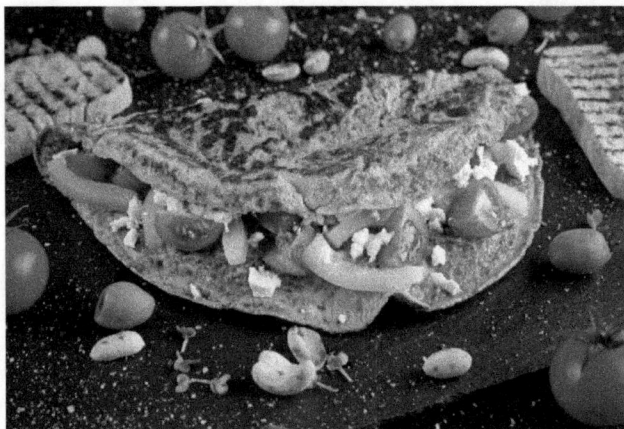

Panqueques de almendras

de queso

Tiempo de preparación: 10 minutos Tiempo de cocción: 10 minutos Servir: 4

ingredientes:

- 4 huevos
- 1/4 cucharadita de canela
- 1/2 taza de queso crema
- 1/2 taza de harina de almendras
- 1 cucharada de mantequilla, derretida

Indicaciones:

1. Agregue todos los ingredientes a la licuadora y mezcle hasta que se combinen.
2. Derretir la mantequilla en una sartén a fuego medio.
3. Vierta 3 cucharadas de masa por panqueque y cocine durante 2 minutos a cada lado.
4. Sirva y disfrute.

Valor nutricional (cantidad por porción):

Calorías 271

Grasa 25 g

Carbohidratos 5 g

Azúcar 1 g

Proteína 10,8 g

Colesterol 203 mg

RECETAS DE DESAYUNO

Tostada de coliflor

con aguacate

Servicios: 2

Tiempo de preparación: 20 minutos

ingredientes

- 1 huevo grande

- 1 coliflor de cabeza pequeña, rallada

- 1 aguacate mediano, picado y picado

- 3/4 de taza de queso mozzarella rallado

- Sal y pimienta negra, al gusto

Indicaciones

1. Precaliente el horno a 420°F y forre una bandeja para hornear con pergamino.

2. Coloque la coliflor en un tazón seguro para microondas y microondas durante unos 7 minutos en alto.

3. Esparce sobre toallas de papel para escurrir después de que la coliflor se haya enfriado por completo y presione con una toalla limpia para eliminar el exceso de humedad.

4. Vuelva a poner la coliflor en el tazón y agregue el queso y el huevo mozzarella.

5. Sazona con sal y pimienta negra y revuelve hasta que estén bien combinados.

6. Coloca la mezcla en la bandeja para hornear en dos cuadrados redondeados, de la manera más uniforme posible.

7. Hornee durante unos 20 minutos hasta que se dore en los bordes.

8. Machaque el aguacate con una pizca de sal y pimienta negra.

9. Esparce el aguacate en las tostadas de coliflor y sirve.

Cantidad nutricional por porción

Calorías 127 Grasa total 7g 9%

Grasa saturada 2.4g 12% Colesterol 99mg 33%

Sodio 139mg 6%

Carbohidratos totales 9.1g 3% Fibra dietética 4.8g 17%

Azúcares totales 3.4g

Proteína 9.3g

POSTRES Y BEBIDAS

Bombas de grasa de tarta de queso

Tiempo de preparación: 10 minutos Tiempo de cocción: 10 minutos

Saque: 24

ingredientes:

- 8 oz de queso crema
- 1 1/2 cucharadita de vainilla
- 2 cucharadas de eritritol
- 4 oz de aceite de coco
- 4 oz de crema pesada

Indicaciones:

1. Agregue todos los ingredientes en el tazón de mezcla y bata usando la licuadora de inmersión hasta que estén cremosos.
2. Vierta la masa en el mini forro de cupcakes y colóquelo en el refrigerador hasta que esté listo.
3. Sirva y disfrute.

Valor nutricional (cantidad por porción):

Calorías 90

Grasa 9,8 g

Carbohidratos 1,4 g

Azúcar 0,1 g

Proteína 0,8 g

Colesterol 17 mg

APERITIVOS Y POSTRES

Galletas de harina de almendras

Servicios: 6

Tiempo de preparación: 25 minutos

ingredientes

- 2 cucharadas de semillas de girasol
- 1 taza de harina de almendras
- 3/4 cucharadita de sal marina
- 1 cucharada de cáscaras enteras de psyllium
- 1 cucharada de aceite de coco

Indicaciones

1. Precaliente el horno a 3500F y engrase ligeramente una bandeja para hornear.

2. Mezcle semillas de girasol, harina de almendras, sal marina, aceite de coco, cáscaras de psyllium y 2 cucharadas de agua en un tazón.

3. Transfiéralo a una licuadora y mezcla hasta que quede suave.

4. Forma una masa de esta mezcla y enrolla sobre el papel pergamino hasta 1/16 pulgada de espesor.

5. Corta en 1 pulgada cuadrados y sazona con un poco de sal marina.

6. Coloque los cuadrados en la bandeja para hornear y transfiéralo al horno.

7. Hornee durante unos 15 minutos hasta que los bordes estén crujientes y marrones.

8. Deje enfriar y separar en cuadrados para servir.

Cantidad nutricional por porción

Calorías 141

Grasa total 11.6g 15% Grasa saturada 2.7g 13%

Colesterol 0mg 0%

Sodio 241mg 10%

Carbohidratos totales 5.2g 2% Fibra dietética 3.1g

11% Azúcares totales 0g

Proteína 4.2g

RECETAS DE CERDO Y CARNE DE RES

Cazuela de Taco

Keto

Servicios: 8

Tiempo de preparación: 55 minutos

ingredientes

- 2 libras de carne molida

- 1 cucharada de aceite de oliva virgen extra

- Mezcla de condimento de tacos, sal kosher y pimienta negra

- 2 tazas de queso mexicano rallado

- 6 huevos grandes, ligeramente batidos

Indicaciones

1. Precaliente el horno a 3600F y engrase un molde para hornear de 2 cuartos.

2. Caliente el aceite a fuego medio en una sartén grande y agregue carne molida.

3. Sazona con mezcla de condimentos de tacos, sal kosher y pimienta negra.

4. Cocine durante unos 5 minutos a cada lado y deseje el

plato para dejar enfriar ligeramente.

5. Mezcle los huevos en la mezcla de carne de res y transfiera la mezcla al plato para hornear.

6. Cubra con queso mexicano y hornee durante unos 25 minutos hasta que esté listo.

7. Retirar del horno y servir caliente.

Cantidad nutricional por porción

Calorías 382

Grasa total 21.6g 28% Grasa saturada 9.1g 45%

Colesterol 266mg 89%

Sodio 363mg 16%

Carbohidratos totales 1.7g 1% Fibra dietética 0g 0%

Azúcares totales 0.4g Proteína 45.3g

Carne picada de

Keto

Servicios: 4

Tiempo de preparación: 30 minutos

ingredientes

- 1 libra de carne de cordero molida
- 1 taza de cebolla picada
- 2 cucharadas de pasta de ajo de jengibre
- 3 cucharadas de mantequilla
- Sal y pimienta de Cayena, al gusto

Indicaciones

1. Pon la mantequilla en una olla y añade ajo, jengibre y cebollas.
2. Saltee durante unos 3 minutos y agregue carne molida y todas las especias.
3. Cubra la tapa y cocine durante unos 20 minutos a fuego medio-alto.
4. Despache a un tazón grande y sirva caliente.

Cantidad nutricional por porción

Calorías 459

Grasa total 35.3g 45% Grasa saturada 14.7g 73%

Colesterol 133mg 44%

Sodio 154mg 7%

Carbohidratos totales 4.8g 2% Fibra dietética 0.6g 2%

Azúcares totales 1.2g Proteína 28.9g

Carne cursi

Servicios: 6

Tiempo de preparación: 40 minutos

ingredientes

- 1 cucharadita de sal de ajo
- 2 libras de carne de res
- 1 taza de queso crema
- 1 taza de queso mozzarella rallado
- 1 taza de salsa baja en carbohidratos de Don Pablo

Indicaciones

1. Sazona la carne con sal de ajo y añádelo a la olla instantánea.
2. Ponga los ingredientes restantes en la olla y ponga la olla instantánea en baja.
3. Cocine durante unas 2 horas y despache.

Cantidad nutricional por porción

Calorías 471

Grasa total 27.7g 36% Grasa saturada 14.6g 73%

Colesterol 187mg 62%

Sodio 375mg 16%

Carbohidratos totales 2.9g 1% Fibra Dietética 0.1g 0%

Azúcares totales 1.5g Proteína 50.9g

RECETAS DE MARISCOS

Guiso de Mahi Mahi

Servicios: 3

Tiempo de preparación: 45 minutos

ingredientes

- 2 cucharadas de mantequilla
- 2 libras de filetes Mahi Mahi, en cubos
- 1 cebolla picada
- Sal y pimienta negra, al gusto
- 2 tazas de caldo de pescado casero

Indicaciones

1. Sazona los filetes Mahi Mahi con sal y pimienta negra.
2. Caliente la mantequilla en una olla a presión y agregue la cebolla.
3. Saltee durante unos 3 minutos y agregue los filetes y caldos de pescado Mahi Mahi sazonados.
4. Bloquee la tapa y cocine a alta presión durante unos 30 minutos.
5. Suelte naturalmente la presión y el plato hacia fuera para servir caliente.

Cantidad nutricional por porción

Calorías 398

Grasa total 12.5g 16% Grasa saturada 6.4g 32% Colesterol

290mg 97%

Sodio 803mg 35%

Carbohidratos totales 5.5g 2% Fibra dietética 1.5g 5%

Azúcares totales 2.2g Proteína 62.3g

Gratina de coliflor

Servicios: 6

Tiempo de preparación: 35 minutos

ingredientes

- 20 oz. de coliflor picada

- 2 oz. de mantequilla salada, para freír

- 5 oz. de queso cheddar rallado

- Salchichas de 15 oz en eslabones, precocinadas y picadas en trozos de 1 pulgada

- 1 taza de creme fraiche

Indicaciones

1. Precaliente el horno a 3750F y engrase ligeramente un molde para hornear.

2. Caliente 1 oz. de mantequilla en una sartén a fuego medio-bajo y agregue la coliflor picada.

3. Saltee durante unos 4 minutos y transfiéralo a la bandeja para hornear.

4. Caliente el resto de la mantequilla en una sartén a fuego medio-bajo y agregue enlaces de salchichas.

5. Saltee durante unos 3 minutos y transfiéralo a la bandeja para hornear encima de la coliflor.

6. Vierta la creme fraiche en el plato para hornear y cubra con queso cheddar.

7. Transfiéralo al horno y hornea durante unos 15 minutos.

8. Despacha a un tazón y sirve caliente.

Cantidad nutricional por porción

Calorías 509

Grasa total 43.7g 56% Grasa saturada 21.3g 107%

Colesterol 122mg 41%

Sodio 781mg 34%

Carbohidratos totales 7g 3% Fibra dietética 2.4g

8% Azúcares totales 2.5g

Proteína 22.8g

RECETAS DE POLLO Y AVES DE CORRAL

Enchiladas de pollo

Servicios: 2

Tiempo de preparación: 25 minutos

ingredientes

- 2 onzas de pollo, rallado
- 1/2 cucharada de aceite de oliva
- 2 onzas de champiñones shiitake, picados
- Sal marina y pimienta negra, al gusto
- 1/2 cucharadita de vinagre de sidra de manzana

Indicaciones

1. Caliente el aceite de oliva en una sartén y agregue las setas.
2. Saltee durante unos 30 segundos y agregue el pollo.
3. Cocine durante unos 2 minutos y vierta vinagre de sidra de manzana.
4. Sazona con sal marina y pimienta negra y cubre la tapa.
5. Cocine durante unos 20 minutos a fuego medio-bajo.
6. Despacha y sirve caliente.

Cantidad nutricional por porción

Calorías 88

Grasa total 4.4g 6% Grasa saturada 0.8g 4%

Colesterol 22mg 7%

Sodio 86mg 4%

Carbohidratos totales 3.9g 1% Fibra Dietética 0.6g

2%

Azúcares totales 1g Proteína 8.7g

RECETAS DE DESAYUNO

Noatmeal de canela

Tiempo total: 10 minutos Sirve: 2

ingredientes:

- 3/4 de taza de agua caliente
- 2 cucharadas de jarabe de arce sin azúcar
- 1/2 cucharadita de canela molida
- 2 cucharadas de semillas de lino molido
- 3 cucharadas de proteína de vainilla vegana en polvo
- 3 cucharadas de semillas de cáñamo con casco

Indicaciones:

1. Agregue todos los ingredientes en el tazón y revuelva hasta que estén bien combinados.
2. Sirva y disfrute.

Valor nutricional (Cantidad por porción): Calorías 220; Grasa 12,5 g; Carbohidratos 9.5 g; Azúcar 0,1 g; Proteína 17,6 g; Colesterol 0 mg;

Lucha de tofu vegetal

Tiempo total: 20 minutos Sirve: 2

ingredientes:

- 1 bloque de tofu firme, drenado y desmoronado
- 1/2 cucharadita de cúrcuma
- 1/4 cucharadita de ajo en polvo
- 1 taza de espinacas
- 1 pimiento rojo picado
- 10 oz de champiñones picados
- 1/2 cebolla picada
- 1 cucharada de aceite de oliva
- pimienta
- sal

Indicaciones:

1. Caliente el aceite de oliva en una sartén grande a fuego medio.
2. Agregue la cebolla, la pimienta y los champiñones y saltee hasta que estén cocidos.
3. Añade tofu, especias y espinacas desmoronadas. Revuelva bien y cocine durante 3-5 minutos.
4. Sirva y disfrute.

Valor nutricional (Cantidad por porción): Calorías 159; Grasa 9,6 g; Carbohidratos 13.7 g; Azúcar 7 g; Proteína 9,6 g; Colesterol 0 mg;

Gachas de coco de almendras

Tiempo total: 10 minutos Sirve: 2

ingredientes:

- 3/4 de taza de leche de almendras sin endulza
- 1/2 cucharadita de extracto de vainilla
- 1 1/2 cucharada de semillas de lino molidas
- 3 cucharadas de almendras molidas
- 6 cucharadas de coco rallado sin endulzar
- Pizca de sal marina

Indicaciones:

1. Agregue la leche de almendras en un tazón seguro para microondas y en el microondas durante 2 minutos.
2. Agregue los ingredientes restantes y revuelva bien y cocine durante 1 minuto.
3. Cubra con bayas frescas y sirva.

Valor nutricional (Cantidad por porción): Calorías 197; Grasa 17.4 g; Carbohidratos 8.3 g; Azúcar 0,6 g; Proteína 4.2 g; Colesterol 0 mg;

RECETAS DE ALMUERZO

Puré de espárragos

Tiempo total: 20 minutos Sirve: 2

ingredientes:

- 10 brotes de espárragos, picados
- 1 cucharadita de jugo de limón
- 2 cucharadas de perejil fresco
- 2 cucharadas de crema de coco
- 1 cebolla pequeña cortada en cubos
- 1 cucharada de aceite de coco
- pimienta
- sal

Indicaciones:

1. Saltee la cebolla en aceite de coco hasta que la cebolla se ablande.
2. Blanquear los espárragos picados en agua caliente durante 2 minutos y escurrir inmediatamente.
3. Agregue la cebolla salteada, el jugo de limón, el perejil, la crema de coco, los espárragos, la pimienta y la sal en la licuadora y mezcle hasta que quede suave.
4. Sirva caliente y disfrute.

Valor nutricional (Cantidad por porción): Calorías 125; Grasa 10,6 g; Carbohidratos 7.5 g; Azúcar 3,6 g; Proteína 2,6 g; Colesterol 0 mg;

Delicioso arroz de coliflor de hierbas

Tiempo total: 20 minutos Sirve: 3

ingredientes:

- 10 oz de arroz de coliflor
- 4 oz de champiñones en rodajas
- Espárragos de 8 oz, cortados en trozos de 3"
- 1/2 cucharadita de romero
- 1/2 cucharadita de cayena
- 2 cucharadas de aceite de oliva
- 6 zanahorias bebé, en rodajas
- 1/2 cucharadita de pimienta negra
- 1/2 cucharadita de sal marina

Indicaciones:

1. Caliente el aceite de oliva en una sartén a fuego medio.
2. Agregue las verduras a una sartén y saltee durante 3-4 minutos.
3. Agregue el arroz y las especias de coliflor y saltee durante 10 minutos.
4. Sirva y disfrute.

Valor nutricional (Cantidad por porción): Calorías 137; Grasa 9,7 g; Carbohidratos 11.5 g; Azúcar 5,3 g; Proteína 5 g; Colesterol 0mg; ;

Ensalada clásica de repollo

Tiempo total: 20 minutos Sirve: 3

ingredientes:

- 4 tazas de repollo verde, rallado
- 2 dientes de ajo
- 1 cucharada de aceite de sésamo
- 2 cucharadas de tamari
- 1 cucharadita de vinagre
- 1 cucharadita de pasta de chile
- 1/2 taza de nueces de macadamia picadas

Indicaciones:

1. Revuela repollo verde rallado en una sartén con pasta de chile, aceite de sésamo, vinagre y tamari a fuego medio-bajo.
2. Agregue el ajo y cocine durante 5 minutos o hasta que el repollo se ablande.
3. Revuelve todo bien. Añadir macadamia

   nueces y cocinar durante 5 minutos.
4. Revuelva bien y sirva.

Valor nutricional (Cantidad por porción): Calorías 240; Grasa 21,8 g; carbohidratos 10,5 g; Azúcar 4,7 g; Proteína 4,5 g; Colesterol 1 mg;

Judías verdes de

almendras

Tiempo total: 20 minutos Sirve: 4

ingredientes:

- 1 libra de judías verdes frescas, recortadas
- 1/3 taza de almendras en rodajas
- 4 dientes de ajo en rodajas
- 2 cucharadas de aceite de oliva
- 1 cucharada de jugo de limón
- 1/2 cucharadita de sal marina

Indicaciones:

1. Agregue los frijoles verdes, la sal y el jugo de limón en un tazón de mezcla. Abaje bien y reserva.
2. Caliente el aceite en una sartén a fuego medio.
3. Agregue las almendras en rodajas y saltee hasta que se doren ligeramente.
4. Agregue el ajo y saltee durante 30 segundos.
5. Vierta bien la mezcla de almendras sobre los frijoles verdes y mezcle bien.

6. Revuelva bien y sirva inmediatamente.

Valor nutricional (Cantidad por porción): Calorías 146; Grasa 11,2 g; Carbohidratos 10.9 g; Azúcar 2 g; Proteína 4 g; Colesterol 0 mg;

Okra frita

Tiempo total: 20 minutos Sirve: 4

ingredientes:

- 1 libra de okra fresca, cortada en rodajas de 1/4"

- 1/3 taza de harina de almendras

- pimienta

- sal

- Aceite para freír

Indicaciones:

1. Caliente el aceite en una sartén grande a fuego medio-alto.

2. En un tazón, mezcle la okra en rodajas, la comida de almendras, la pimienta y la sal hasta que estén bien recubiertas.

3. Una vez que el aceite esté caliente, agregue okra al aceite caliente y cocine hasta que se dore ligeramente.

4. Retire el okra frito de la sartén y deje escurrir en toallas de papel.

5. Sirva y disfrute.

Valor nutricional (Cantidad por porción): Calorías 91; Grasa 4,2 g; Carbohidratos 10.2 g; Azúcar 10,2 g; Proteína 3,9 g; Colesterol 0 mg;

RECETAS DE
POSTRES

Mousse de Limón

Tiempo total: 10 minutos Sirve: 2

ingredientes:

- 14 oz de leche de coco
- 12 gotas de stevia líquida
- 1/2 cucharadita de extracto de limón
- 1/4 cucharadita de cúrcuma

Indicaciones:

1. Coloque la lata de leche de coco en el refrigerador durante la noche. Saca crema espesa en un tazón de mezcla.
2. Agregue los ingredientes restantes al tazón y batir usando una batidora de manos hasta que quede suave.
3. Transfiera la mezcla de mousse a una bolsa de cierre de cremallera y enciérrela en vasos pequeños para servir. Colóquelo en nevera.
4. Sirva frío y disfrute.

Valor nutricional (Cantidad por porción): Calorías 444; Grasa 45.7 g; Carbohidratos 10 g; Azúcar 6 g; Proteína 4,4 g; Colesterol 0 mg;

RECETAS DE DESAYUNO

Burrito Bowl

Este es un burrito que ni siquiera necesita las tortillas para entregar este nutritivo desayuno bajo en carbohidratos.

Preparación total & Tiempo de cocción: 30 minutos Nivel: Intermedio

Hace: 12 bombas de grasa Proteína: 14

gramos Carbohidratos netos: 4 gramos de

grasa: 14 gramos

Azúcar: 2 gramos

Calorías: 299

Lo que necesita:

- 1/2 lb. de carne molida, magra
- 3/4 de taza de agua
- 1 taza de coliflor
- 2 cucharadas de cilantro picado
- 1 cucharadita de mantequilla, derretida
- 3 huevos grandes
- 1/4 cucharadita de sal
- 3 cucharaditas de condimento de tacos
- 1/8 cucharadita de pimienta

Pasos:

1. Divida la coliflor en trozos y colóquela en una

licuadora de alimentos. Pulse durante aproximadamente 60 segundos hasta el desmenuzado.

2. Caliente la coliflor en una cacerola durante unos 5 minutos a medida que se vuelve tierna. Retirar del fuego.

3. Coloca la coliflor en una toalla de té y retorciéndose para eliminar el exceso

Agua. Repita este paso tantas veces como sea necesario para asegurarse de que el líquido ha sido eliminado. ahorrar.

4. En otro plato, batir los huevos y la mantequilla juntos y poner a un lado.

5. Utilice una sartén para dorar la carne molida durante aproximadamente 7 minutos. Escurrir la grasa y mezclar el agua y el condimento de tacos en la carne.

6. Hierva el agua y reduzca el fuego. Deje reposar durante aproximadamente 3 minutos adicionales mientras hierve a fuego lento.

7. Seccione la carne a un lado de la sartén. Vierta la coliflor arrocera en el área clara de la sartén y espolvoree con el cilantro.

8. Caliente y dore durante aproximadamente 4 minutos y presione hacia un lado de la sartén para despejar el espacio para la mezcla de huevo.

9. Prepare los huevos según sus preferencias y luego combine todo en la sartén completamente.

10. Especiar con las estaciones a su gusto personal y servir.

Consejo para hornear:

Si encuentras que tu sartén no es lo suficientemente grande como para cocinar todos los ingredientes en una sartén, usa una sartén separada según sea necesario.

RECETAS DE
ALMUERZO

Hamburguesa repollo

Salteado

Este plato de almuerzo rápido es fácil de preparar incluso por la mañana para que pueda ser llevado con usted al trabajo.

Preparación total y tiempo de cocción: 20 minutos

Nivel: Principiante Hace: 4 Ayudas

Proteína: 9 gramos Carbohidratos netos: 1.5 gramos De grasa: 8 gramos

Azúcar: 1 gramo

Calorías: 208

Lo que necesita:

- 1/4 cucharadita de sal

- 5 oz. de carne molida

- 1 cucharadita de cebolla en polvo

- 8 oz. de repollo en rodajas

- 1 diente de ajo picado

- 2 cucharadas de aceite de coco

- 1/8 cucharadita de pimienta

Pasos:

1. En una sartén grande, combine el tocino y la carne de res y dore durante aproximadamente 7 minutos.

2. A continuación, freír el ajo picado, repollo picado y cebolla en polvo con la carne durante unos 2 minutos adicionales.

3. Sirva caliente después de sazonar con pimienta y sal.

Consejo para hornear:

Para este salteado, también puede utilizar un wok en lugar de la sartén.

RECETAS INUSUALES DE COMIDAS DELICIOSAS

Ensalada Calamari

Esta comida puede parecer un poco demasiado inusual, pero construirá los músculos después de ese entrenamiento poderoso.

Preparación total & Tiempo de cocción: 10 minutos Nivel: Principiante

Hace: 4 ayudas

Proteína: 18 gramos Carbohidratos

netos: 5 gramos De grasa: 14 gramos

Azúcar: 0 gramos

Calorías: 214

Lo que necesita:

- 1/2 cucharadita de jugo de lima
- Calamares de 16 oz, en rodajas
- 1/4 cucharadita de sal
- 2 cucharadas de aceite de coco
- 1/8 cucharadita de pimienta
- 8 oz. de aceitunas
- 1/2 cucharadita de ajo en polvo
- 3 cucharaditas de aceite de coco, separado

- 1/2 cucharadita de jugo de limón

Pasos:

1. En un plato de vidrio, mezcle el limón y el jugo de lima completamente.

2. En un plato separado, bate las 3 cucharaditas de aceite de coco, sal, ajo en polvo y pimienta hasta que se combinen.

3. En una sartén antiadherente, disolver las 2 cucharadas de aceite de coco con las aceitunas. Caliente las aceitunas durante unos 90 segundos y retírelos a un plato de servir.

4. Cubre los calamares liberalmente en los condimentos.

5. Transfiera los calamares al aceite caliente y revuelva durante aproximadamente 2 minutos o hasta que estén nublados.

6. Retirar al plato de servir con las aceitunas.

7. Rocíe el aderezo de jugo sobre la parte superior del plato y sirva.

RECETAS DE POSTRES KETO

Barras de limón de coco

Servicios: 24

Tiempo de preparación: 10 minutos Tiempo de cocción: 42 minutos

ingredientes:

- 4 huevos
- 1 cucharada de harina de coco
- 3/4 de taza de swerve
- 1/2 cucharadita de polvo de hornear
- 1/3 taza de jugo de limón fresco
- Para la corteza:
- 1/4 de taza de swerve
- 2 1/4 de taza de harina de almendras
- 1/2 taza de aceite de coco, derretido

Indicaciones:

1. Precalentar el horno a 350 F/ 180 C.

2. Rocíe un molde para hornear con spray de cocina y reserve.

3. En un tazón pequeño, mezcle 1/4 de taza de harina de senaja y

almendra.

4. Agregue el aceite de coco derretido y mezcle hasta que se forme en una masa.

5. Transfiera la masa a la sartén preparada y esparce uniformemente.

6. Hornee durante 15 minutos.

7. Para el relleno: Agregue los huevos, la harina de coco, el polvo de hornear, el jugo de limón y desvíe hacia la licuadora y licúe durante 10 segundos.

8. Vierta la mezcla mezclada encima de la corteza al horno y extienda bien.

9. Hornee durante 25 minutos.

10. Retirar del horno y dejar a un lado para enfriar completamente.

11. Cortar y servir.

Por porción: Carbohidratos netos: 1.5g; Calorías: 113; Grasa total: 10.6g; Grasa saturada: 4.6g

Proteína: 3.3g; Carbohidratos: 2.8g; Fibra: 1.3g; Azúcar: 0.5g; Grasa 84% / Proteína 11% / Carbohidratos 5%

Pastel de coco

Servicios: 8

Tiempo de preparación: 10 minutos Tiempo de cocción: 20 minutos

ingredientes:

- 5 huevos, separados
- 1/2 cucharadita de polvo de hornear
- 1/2 cucharadita de vainilla
- 1/2 taza de mantequilla ablandada
- 1/2 taza de eritritol
- 1/4 de taza de leche de coco sin endulza
- 1/2 taza de harina de coco
- Pizca de sal

Indicaciones:

1. Precalentar el horno a 400 F/ 200 C.
2. Engrase la sartén con mantequilla y reserve.
3. En un tazón, bate el edulcorante y la mantequilla hasta que se combinen.
4. Agregue las yemas de huevo, la leche de coco y la vainilla y mezcle bien.
5. Agregue el polvo de hornear, la harina de coco y la sal y revuelva bien.
6. En otro tazón, batir las claras de huevo hasta que se forme un pico rígido.
7. Doble suavemente las claras de huevo en la mezcla de

pasteles.

8. Vierta la masa en una sartén preparada y hornee en horno precalentado durante 20 minutos.

9. Cortar y servir.

Por porción: Carbohidratos netos: 0.8g; Calorías: 163 Grasa Total: 16.2g; Grasa saturada: 9,9 g

Proteína: 3.9g; Carbohidratos: 1.3g; Fibra: 0.5g; Azúcar: 0.6g; Grasa 89% / Proteína 9% / Carbohidratos 2%

pastel

Pastel de chocolate

fudgy

Servicios: 12

Tiempo de preparación: 10 minutos Tiempo de

cocción: 30 minutos

ingredientes:

- 6 huevos

- 1 1/2 taza de eritritol

- 1/2 taza de harina de almendras

- mantequilla oz, derretida

- oz de chocolate sin endulza, derretido

- Pizca de sal

Indicaciones:

1. Precalentar el horno a 350 F/ 180 C.

2. Engrase la sartén de 8 pulgadas en forma de resorte con mantequilla y reserve.

3. En un tazón grande, bate los huevos hasta que estén espumosos.

4. Agregue el edulcorante y revuelva bien.

5. Agregue la mantequilla derretida, el chocolate, la harina de almendras y la sal y revuelva hasta que se mezclen.

6. Vierta la masa en la sartén preparada y hornee en el horno

precalentado durante 30 minutos.

7. Retire la torta del horno y deje enfriar por completo.

8. Cortar y servir.

Por porción: Carbohidratos netos: 4g; Calorías: 360; Grasa total: 37.6g; Grasa saturada: 21.6g

Proteína: 7.2g; Carbohidratos: 8.6g; Fibra: 4.6g; Azúcar: 0.6g; Grasa 90% / Proteína 7% / Carbohidratos 3%

Intermedio: Pastel
de Limón

Servicios: 10

Tiempo de preparación: 10 minutos Tiempo de cocción: 60 minutos

ingredientes:

- 4 huevos
- 2 cucharadas de ralladura de limón
- 1/2 taza de jugo de limón fresco
- 1/4 de taza de eritritol
- 1 cucharada de vainilla
- 1/2 taza de mantequilla ablandada
- 2 cucharaditas de polvo de hornear
- 1/4 de taza de harina de coco
- 2 tazas de harina de almendras

Indicaciones:

1. Precalentar el horno a 300 F/ 150 C.

2. Engrase la sartén de 9 pulgadas con mantequilla y reserve.

3. En un tazón grande, bate todos los ingredientes hasta que se forme una masa suave.

4. Vierta la masa en la sartén y hornee en el horno precalentado durante 60 minutos.

5. Cortar y servir.

Por porción: Carbohidratos netos: 3.6g; Calorías: 244; Grasa total: 22.3g; Grasa saturada: 7.3g Proteína: 7.3g; Carbohidratos: 6.3g; Fibra: 2.7g; Azúcar: 1.5g; Grasa 83% / Proteína 12% / Carbohidratos 5%

Tartas y tarta:

Principiante

Pastel de mantequilla de maní Sirve: 16

Tiempo de preparación: 15 minutos Tiempo de cocción: 10 minutos

ingredientes:

Para la corteza:

- 3/4 de taza de harina de almendras
- 1/2 taza de cacao en polvo
- 1/2 taza de eritritol
- 1/3 taza de mantequilla de almendras
- 1/2 taza de mantequilla ablandada

Para el llenado:

- 1 1/2 taza de crema batida pesada
- 1/2 taza de eritritol
- 1/3 taza de mantequilla de maní
- Queso crema de 8 oz, suavizado

Indicaciones:

1. Para la corteza: En un tazón grande, combine la mantequilla, el cacao en polvo, el edulcorante y la mantequilla de almendras hasta que estén suaves.

2. Agregue la harina de almendras y bata hasta que la mezcla se endurezca.

3. Transfiera la mezcla de corteza a la sartén engrasada

en forma de resorte y extienda uniformemente y
colóquela en el refrigerador durante 15-30 minutos.

4. Mientras tanto para el relleno: En un tazón de mezcla, batir edulcorante, mantequilla de maní, y queso crema hasta que quede suave.

5. Agregue la crema pesada y bata hasta que se formen picos rígidos.

6. Extienda la mezcla de relleno en la corteza preparada y refrigere durante 2 horas.

7. Cortar y servir.

Por porción: Carbohidratos netos: 2.7g; Calorías: 209;

Grasa total: 20.7g; Grasa saturada: 10.3g

Proteína: 4.4g; Carbohidratos: 4.4g; Fibra: 1.7g; Azúcar: 0.8g; Grasa 88% / Proteína 7% / Carbohidratos 5%

Sorbete de

frambuesa

Servicios: 5

Tiempo de preparación: 10 minutos Tiempo de
cocción: 10 minutos

ingredientes:

- 2 1/2 tazas de frambuesas frescas
- 1 cucharada de jugo de limón fresco
- 1/3 taza de eritritol
- 1/3 taza de leche de coco sin endulza
- 1 cucharadita de stevia líquida
- Pizca de sal marina

Indicaciones:

1. Agregue todos los ingredientes a la licuadora y licúe
   hasta que estén suaves.
2. Transfiera la mezcla mezclada al recipiente y colóquela
   en el refrigerador durante 20 minutos.
3. Después de 20 minutos vierta la mezcla de sorbete en la
   heladería y revuelve de acuerdo con las instrucciones de
   la máquina.
4. Vierta en el recipiente hermético y colóquelo en el

refrigerador durante 1-2 horas.

5. Sirva frío y disfrute.

Por porción: Carbohidratos netos: 4g; Calorías: 41; Grasa total: 1.9g; Grasa saturada: 0.7g

Proteína: 1g; Carbohidratos: 8g; Fibra: 4g; Azúcar: 2.8g; Grasa 45% / Proteína 10% / Carbohidratos 45%

Pan de pimienta

negra roto

Completo: 4 hr 45 min

Preparación: 4 hr

Cocinero: 45 min

Rendimiento: 1 porción de pan

Valores nutricionales:

Calorías: 34, Grasa total: 5.1 g, Grasa saturada:

0,3 g, Carbohidratos: 1,5 g, Azúcares: 0,3 g, Proteína: 1,3 g

ingredientes

- 2 tazas además de 2 cucharadas de leche

- 3 cucharadas de dispersión sin saltar

- 2 cucharadas de azúcar

- 1/2 cucharaditas de trituración de carnicero rompió pimienta oscura

- Una levadura seca dinámica de 1/4 onzas

- 5 tazas de harina generalmente útil

- 1 cucharada de sal fina

- Aceite vegetal, según sea necesario

dirección

1. En una olla pequeña, consolida la leche, la propagación, el

azúcar y la pimienta. Detecte sobre el calor medio-alto y logre 110 grados F. Expulse del calor y espolvoree la levadura sobre el exterior de la leche. Deja a un lado hasta que esté espumoso, alrededor de 10 minutos.

2. Mientras tanto,en un enorme tazón, mezcle la harina y la sal.

3. Vierta la mezcla de leche y levadura en el tazón de harina y mezcle hasta que se forme una mezcla delicada y rebozada. Mueva la mezcla a una superficie de trabajo bien enharinada y a cuadros hasta que se enmarque una delicada masa versátil, alrededor de 10 minutos. Mueva la mezcla a un tazón suavemente engrasado, extienda con una toalla de cocina y detecte en un lugar cálido, hasta que se hinche y se multiplie en tamaño, alrededor de 2 horas.

4. Detecte un bastidor en el punto focal del pollo de engorde y precaliente a 400 grados F. Mueva la mezcla a la superficie de trabajo

   y, utilizando las manos, enderece delicadamente en una forma ovalada de 10 pulgadas de largo. Crea la masa en tercios a largo plazo, cubriendo los lados en el interior. Presione hacia abajo en los lados de la cubierta para sellar y hacer un pliegue. Cómalo de lado hacia abajo en un plato con mantequilla de 9 por 5 pulgadas, esparcido con una toalla de cocina, y vuelve a la pieza más caliente de la cocina hasta que la mezcla haya ascendido alrededor de 1/2 se arrastra sobre el punto más alto del recipiente, alrededor de 1/2 a 2 horas.

5. Cepille suavemente el punto más alto de la masa con

agua tibia y, utilizando una hoja afilada, haga un corte de 1/4 de pulgada de profundidad por el medio. Prepárese hasta que oscurezca brillantemente, alrededor de 30 minutos.

6. Expulse la porción de la sartén y detecte en el punto focal del bastidor. Mantenga el calentamiento hasta que la porción suene vacía cuando remacha suavemente con los nudillos en la base y la parte superior, y un termómetro incrustado en el interior examina 200 grados F., alrededor de 15 minutos.

7. Mueva la porción de pan a un estante de refrigeración y deje enfriar durante 2 horas antes de utilizarla.

RECETAS DE ALMUERZO

Pan de nube

picante

Tiempo de cocción: 25-30 min Rendimiento: 6 nubes

Datos nutricionales: 52 calorías por nube: Carbohidratos 2.8g, grasas 3.4g y proteínas 3.1g.

ingredientes:

- 3 huevos
- 4 cucharadas de xilitol
- 2 cucharadas de queso crema
- 2 cucharaditas de canela, molida
- 1/2 cucharadita de polvo de hornear
- vainilla al gusto

Pasos:

1. Caliente el horno a 175 C.
2. Prepare la bandeja para hornear.
3. Batir las claras de huevo con polvo de hornear durante 2-3 minutos usando una batidora de manos hasta que picos rígidos.
4. Mezclar yemas +queso crema+vainilla+xilitol+canela.

5. Combine los blancos con yemas suavemente.

6. Forma 6 montículos y coloca la masa en la bandeja para hornear, engrasada. Hazlos planos.

7. Hornee durante 30 minutos hasta que estén dorados.

Pan de hierbas

Valores nutricionales:

Calorías: 421, Grasa total: 37,4 g, Grasa saturada: 14,8 g, Carbohidratos: 9,4 g, Azúcares: 0,9 g, Proteína: 15.1 g Sirve: 4

ingredientes:

- 2 cucharadas de harina de coco
- 1 1/2 taza de harina de almendras
- 2 cucharadas de hierbas frescas de elección, picadas
- 2 cucharadas de semillas de lino molido
- 1 1/2 cucharadita de bicarbonato de sodio
- 1/4 cucharadita de sal
- 5 huevos
- 1 cucharada de vinagre de sidra de manzana
- 1/4 de taza de aceite de coco, derretido

Indicaciones:

1. Precaliente el horno a 350F / 175C. Engrase una sartén y reserve.

2. Agregue la harina de coco, la harina de almendras, las hierbas, el lino, el bicarbonato de sodio y la sal a su procesador de alimentos. Pulse para combinar y luego agregue los huevos, vinagre y aceite.

3. Transfiera la masa a la sartén preparada y hornee en el horno precalentado durante aproximadamente media hora.

4. Una vez horneado y dorado, retirar del horno, dejar a un lado para enfriar, cortar y comer.

RECETAS DE APERITIVO

Bollos con sésamo

Porciones: 4

Tiempo de cocción: 50 minutos

Nutrientes por porción: Calorías: 95 | Grasas: 10 g | Carbohidratos: 5 g | Proteínas: 13,1 g

Ingredientes para la masa:

- 3/4 de taza de harina de almendras
- 1 huevo
- oz mozzarella
- 2 cucharadas de queso crema
- 1 cucharadita de stevia

Ingredientes para rociar:

- 1 cucharada de mantequilla
- 1 cucharada de semillas de sésamo

Proceso de cocción:

1. El horno se precalenta a 200°C (400°F).
2. En un tazón, mezcle la harina, la stevia y el huevo. Deje la masa durante 5 minutos.
3. En el horno microondas, derretir el queso crema.
   Añadir mozzarella picada, mezclar hasta la uniformidad.
   Agregue la masa de queso a la harina y mezcle de

nuevo. Amasar una masa. Divida la masa en 4 piezas, forme anillos de la masa.

4. Cubra la bandeja para hornear con pergamino y desenroscar los bollos. Engrase los bollos con mantequilla derretida y espolvoree con sésamo.

5. Hornee en el horno durante 20 minutos. Ponlos en un plato y enfríe.

Pan de sésamo

Porciones: 3

Tiempo de cocción: 20 minutos

Nutrientes por porción:

Calorías: 82 | Grasas: 12 g | Carbohidratos: 1 g | Proteínas: 7 g

ingredientes:

- 5 cucharadas de harina de sésamo
- 1 huevo
- 1 cucharada de mantequilla
- 1/2 cucharadita de polvo de hornear
- Una pizca de sal

Proceso de cocción:

1. Mezcle los ingredientes.
2. Derretir la mantequilla a temperatura ambiente.

Agregue la mantequilla y el huevo a la masa, mezcle bien.

3. Vierta la masa en un molde para hornear y hornee en el horno a 180°C (356°F) durante 15 minutos.

EL ALMUERZO DE KETO

Martes: Almuerzo:

Ensalada de

Tarro Mason

Tan colorido y lleno de sabor. Esta ensalada es portátil. Usa cualquier vegetal que tengas a mano.

Consejo de variación: prueba diferentes tipos de proteínas, quesos o semillas.

Tiempo de preparación: 10 minutos Tiempo de cocción: Ninguna porción: 1

Lo que hay en él

- Pollo cocido en cubos (4 onzas)
- Espinacas bebé (1/6 onza)
- Tomates cherry (1/6 onza)
- Pimiento (1/6 onza)
- Pepino (1/6 onza)
- Cebolla verde (1/2 qty)
- Aceite de oliva virgen extra (4 T)

Cómo se hace

1. Picar verduras.

2. Cosas de espinaca en el fondo del frasco.

3. Coloca la capa del resto de las verduras.

4. Mantenga el aceite de oliva en un recipiente separado hasta que esté listo para comer.

Carbohidratos netos: 4 gramos De grasa:

55 gramos

Proteína: 71 gramos

Azúcares: 1 gramo

•

Miércoles: Almuerzo: El Especial de Salmón Ahumado

Este puede ser el almuerzo especial más fácil de la historia.

Sabroso, ahumado, rosa salmón posa en su

plato junto a espinacas oscuras y verdes como fiesta para los ojos y el cuerpo.

Consejo de variación: servir con rúcula o repollo. Tiempo de preparación: 5 minutos

Tiempo de cocción: Ninguno sirve 2

Lo que hay en él

- Salmón ahumado capturado silvestre (.5 onzas)
- Mayonesa (generosa dollop)
- Espinacas bebé (puñado grande)
- Aceite de oliva virgen extra (.5 T)
- Cuña de lima (1 qty)
- Sal kosher (al gusto)
- Pimienta molida fresca (al gusto)

Cómo se hace

1. Coloque el salmón (o cualquier pescado graso como sardinas o caballa) y las espinacas en un plato.

2. Agregue una cucharada grande de mayonesa y la cuña de lima.

3. Rocíe aceite encima de las espinacas bebé (o pruebe la rúcula o el repollo rallado como si fuera por ensalada)

4. Espolvorear con un poco de sal y pimienta.

Carbohidratos netos: Ninguno

Grasa: 109 gramosProteína: 105 gramos Azúcares: Ninguno

KETO EN
LA CENA

Jueves: Cena: En movimiento alitas de pollo con judías verdes

Decidimos incorporar una idea de comida aquí para ilustrar cómo puedes construir tus comidas de keto cuando estás presionado por el tiempo.

Qué hay en él:

- Alitas de pollo ahumado de pacana (congeladas, disponibles en WalMart)
- Frijoles verdes franceses junto al mercado (frescos y envasados para microwaving, disponibles en Walmart.
- Cómo se hace:
- Precaliente el horno a 425.

- Hornee las alitas de pollo durante 30-35 minutos.

- Cuando las alitas de pollo estén casi terminadas, coloque los frijoles dentro de un microondas en la bolsa y cocine durante 2-3 minutos.

- Saque los frijoles y sazone con mantequilla o aceite de oliva, y sal y pimienta.

- ¡Disfruta con tus alitas de pollo!

Carbohidratos netos: 7 gramos

1. Grasa: 14 gramos por 4 onzas de pollo, asegúrese de añadir mantequilla o aceite de oliva utilizado

2. Proteína: 14 gramos por 4 onzas de pollo

3. Azúcares: 3 gramos

www.ingramcontent.com/pod-product-compliance
Lightning Source LLC
Chambersburg PA
CBHW050743030426
42336CB00012B/1640